AF372656

DISSERTATION

SUR

LES SYMPATHIES;

PAR P. A. PROST,

DOCTEUR EN MÉDECINE,

De la Société de Médecine de Paris; de celles de Médecine
et d'Agriculture de Lyon, etc.

> La raison tient de la vérité; elle est une;
> l'on n'y arrive que par un chemin, et l'on
> s'en écarte par mille. LA BRUYÈRE.

PARIS,

DE L'IMPRIMERIE DE DIDOT JEUNE,

Imprimeur de l'Ecole de Médecine, rue des Maçons-Sorbonne, n.º 13.

1806.

A

Monsieur COUAD,

DOCTEUR EN MEDECINE,

Médecin de Sa Majesté le Roi de Naples.

*Comme un témoignage de considération,
d'estime, de respect et d'attachement.*

P. A. PROST.

PROPOSITIONS.

I. Un petit nombre de lois et de moyens donne lieu aux opérations du monde entier, à celles des corps inertes, des corps vivans, et aux relations des uns et des autres.

II. L'ordre qui règne dans nos organes est une conséquence de celui de la nature : l'un et l'autre ont entre eux de grands rapports.

III. Les opérations de la nature et celles de notre machine sont déterminées par des forces, et ces forces par des principes, qui se rapportent vraisemblablement tous à un principe commun.

IV. Les forces sont disposées de telle manière, dans tout mécanisme ou système, que l'une d'elles est supérieure aux autres ; que celles-ci, qui diffèrent plus ou moins entre elles, communiquent avec la force commune, sont sous sa domination, tendent à lui rapporter tous les mouvemens qu'elles déterminent, lui doivent leur pouvoir, et que les forces sont dans une dépendance réciproque.

V. Cette conspiration des lois et des moyens pour un but commun comprend l'univers, notre globe, tous les corps qui en font partie, et nos organes.

VI. Les forces varient comme leurs principes, et ceux-ci en raison des corps et de tous les changemens dont les corps sont susceptibles dans leurs parenchymes et leurs relations. Chaque molécule, chaque fibre est l'objet d'une force particulière.

VII. Le principe des forces est le moyen qui met les corps en relation, à quelque distance qu'ils se trouvent placés. Ce principe peut être considéré pour l'univers, sous les mêmes rapports que le principe de vie pour notre corps, tant que nous vivons.

PRÉFACE.

Aucune matière n'est plus propre que les sympathies à fournir des sujets de discussion, de recherches, de méditation et d'avancement pour les sciences ; aucune ne demande un esprit plus philosophique, une attention plus profonde, et ne comprend un plus grand nombre d'objets divers. La prudente philosophie, qui nous avertit sans cesse de nous tenir en garde contre les hypothèses, nous démontre en ce cas le besoin d'en employer une pour lier les faits entre eux, pour faciliter l'intelligence et la description de la marche que suit la nature dans toutes ses opérations.

Cette hypothèse, qui a l'avantage d'en remplacer mille autres, marque la simplicité de la nature, en faisant connaître la force de ses lois, et le petit nombre de ses moyens : par elle, on peut expliquer les opérations essentielles de l'univers, celles de notre globe et celles de nos organes. Cette hypothèse lie toutes les sciences entre elles, en les établissant sur des principes communs. Nous l'avons admise avec d'autant plus de sécurité, qu'elle embrasse les vues de la philosophie, en réunissant les faits que nous démontrent la physique, la chimie, l'astronomie, et l'observation de l'économie animale dans tous les temps de la vie, et après la mort.

C'est dans la pensée de beaucoup de philosophes, dans l'observation, dans la méditation, dans le rapprochement des opérations diverses de la nature, que nous avons trouvé l'hypothèse qui admet que le même ordre règne dans le monde entier; que la même loi préside au mouvement de tous les corps; que le même moyen met tout en mouvement; que ce moyen agit dans l'univers, sur notre globe, comme au dedans de nous, en donnant lieu à des forces infiniment variées, et dont les changemens sont continuels. Pouvant expliquer par cette hypothèse les relations des corps, à quelque distance qu'ils soient placés, celles de nos organes pendant la santé et dans les maladies, nous avons pu hésiter, mais nous n'avons pas dû nous refuser à en faire usage.

Cette hypothèse a l'avantage de combattre toutes celles qui ne se lient point à une hypothèse commune qui comprenne comme elle la nature entière. Par elle, nous sommes parvenus à assigner à chaque partie de notre corps, à chaque système, à chaque organe, un rôle qui a des rapports avec ce que démontre l'observation pendant la santé, dans les maladies, et après la mort dans les recherches cadavériques

La distinction du pouvoir des nerfs, des artères, et de plusieurs autres systèmes sur la production du principe des forces, et celle des relations des forces entre elles, nous ont semblé devoir terminer de nombreuses discussions, en consacrant tous les faits que démontre l'observation sur le jeu et la correspondance de nos organes.

Suivant notre hypothèse, le principe des forces est susceptible de divers états; il donne lieu à des forces positives et à des forces négatives. Les forces positives sont en nous celles qui entretiennent la santé, et les forces négatives celles qui donnent lieu aux mouvemens dont dépendent les maladies. Nous ne pensons point avec *Francklin*, que le défaut d'une cause à laquelle on attribue des mouvemens peut déterminer ces mouvemens, mais nous trouvons plus naturel d'admettre que les mouvemens divers sont dus à la diversité des causes.

Cette opinion nous met dans le cas de réfuter plusieurs systèmes en physiologie et en médecine, qui offrent le même vice que la doctrine du philosophe américain. Comment supposer, avec plusieurs auteurs, que les maladies ataxiques et convulsives dépendent d'un état *asthénique* ou *adynamique?* Quoi! des mouvemens immodérés sont entretenus par des causes opposées à celles du mouvement?..... N'est-il pas plus naturel de penser que des forces contradictoires à celles qui font mouvoir nos organes pendant la santé peuvent se manifester en nous, et donner lieu à des désordres plus ou moins grands?..... Les vésanies offrent sans doute un champ nouveau à parcourir sous ce rapport; et ce champ, dont je ne cherche point ici à démontrer l'étendue, présente au philosophe de nombreux sujets de réflexion, de recherches et d'admiration concernant la puissance du créateur, par les changemens prodigieux dont sont susceptibles les forces des deux vies en pareil cas (1).

––––––––––

(1) La découverte des sens extraordinaires qui se manifestent dans quelques espèces de catalepsie hystérique, faite par le Docteur *Pételin*, président de la Société de Médecine de Lyon, et les observations auxquelles cette découverte a conduit, sont un des sujets les plus intéressans et les plus propres à nous éclairer sur la marche de ces maladies. M'étant trouvé à portée d'observer une maladie de ce genre, j'ai moi-même recueilli des observations

viij

Toute cause excitante tend à ajouter des principes nouveaux à
ceux des forces: ces principes ont-ils le caractère de ceux auxquels
ils s'unissent, les forces restent les mêmes; ont - ils un caractère
différent, ces forces sont troublées; quand les forces positives sont
remplacées par des forces négatives, les maladies ont lieu, et la
santé reprend son cours quand les forces se rétablissent à leur état
positif. Les changemens dont sont susceptibles les forces naturelles
pendant le cours de la vie, décident du tempérament, et même du
caractère : les divers états que peuvent parcourir les forces négatives sont la cause essentielle qui fait varier les maladies. Il peut y avoir
des différences très-grandes entre les forces, mais jamais on ne sera
en droit d'admettre que la diminution de ces forces augmente
l'action des organes. L'adynamie a beau alterner avec les forces
négatives, elle n'en est pas moins un état contraire, lors même qu'elle
lui succède ; et on n'est pas mieux fondé à appeler *adynamiques* les
maladies dans lesquelles il y a en même temps exaltation des forces
dans quelques organes, et affaiblissement de ces forces dans d'autres
organes, ou bien dans lesquelles les forces sont tantôt dans un état
d'irradiation, et tantôt dans un état de prostration, qu'on est en droit
de les appeler *ataxiques :* mais, en consacrant alors ces deux ex-
pressions, on distingue le caractère réel de ces maladies, et on évite
l'erreur très-grave et trop fréquente de ceux qui considèrent l'immo-
dération des forces comme un état d'asthénie ou d'adynamie.

dont la publicité intéresse la science, et qui seront comprises dans un ouvrage
où je cherche à réunir les faits qui ont rapport à celui-ci, pour en tirer les
conséquences qu'ils suggèrent relativement à la physiologie et à la médecine.

DISSERTATION

SUR

LES SYMPATHIES.

La sympathie consiste dans un mode particulier de correspondance entre les corps, ou entre les diverses parties d'un corps. Cette opération s'exécute de beaucoup de manières différentes; ce qui nous met dans la nécessité de la considérer sous plusieurs points de vue.

Nous diviserons les relations de ce genre en *sympathies générales*, en *sympathies particulières*, en *sympathies directes*, en *sympathies indirectes*, en celles qui s'opèrent à des distances considérables, et celles qui sont rapprochées, sans prétendre néanmoins que l'ordre qui confond insensiblement toutes les opérations de la nature, soit interverti dans cette circonstance.

Nous dirons qu'il y a sympathie générale toutes les fois que plusieurs opérations, mouvemens, relations ou résultats, s'unissent entre eux, se provoquent réciproquement, dépendent d'une même cause, tendent à une fin commune, se lient dans leur cours, et proviennent les unes des autres.

Nous définirons la sympathie particulière, une correspondance du genre des sympathies générales, qui ne diffère de ces dernières que parce qu'elle ne comprend qu'un petit nombre de corps ou d'organes.

2

(10)

La sympathie directe ou immédiate, est celle qui se passe entre des corps qui correspondent sans aucun moyen intermédiaire.

Nous appelons *sympathie médiate*, celle qui se fait par le concours de corps ou d'organes interposés entre celui sur lequel agit la cause, et celui sur lequel se manifeste l'effet. Les sympathies sont éloignées, lorsque les organes ou les corps communiquent à de grandes distances; elles sont rapprochées, en cas contraire.

En considérant ces opérations sous des points de vue très étendus, nous donnerons pour exemple des sympathies générales toutes les opérations qui tendent au même système ou mécanisme. Ainsi nous dirons que toutes les parties du monde sympathisent entre elles relativement au mouvement de l'univers; que tous les corps qui font partie de ce globe sont liés par des relations sympathiques, relativement aux révolutions de la nature; que tous nos organes sympathisent entre eux, relativement aux opérations de notre machine. Nous désignerons de la même manière le commerce des divers appareils, des fluides et des solides qui entrent dans notre organisation, fondés sur ce que, dans ces cas divers, il s'agit toujours de causes, de moyens communs, et de l'influence réciproque des diverses parties qui concourent à un même système.

Nous prendrons des exemples des sympathies particulières dans des relations différentes entre elles, afin de chercher à démontrer toute l'étendue qu'offre cette espèce de correspondance. Il y a sympathie entre le soleil et la terre; entre cette planète et la lune, entre les personnes que lient des passions ardentes, comme celle de l'amour; entre le cerveau et les organes des sens, entre les yeux réciproquement; entre l'organe du goût et l'estomac, la bouche et les salivaires; entre le duodenum et le foie.

La sympathie suppose quelquefois la même manière de sentir, et d'agir, d'autrefois des sensations tout-à-fait différentes; elle suppose la même manière d'agir dans l'action qui excite le goût, qui provoque l'appétit et favorise la digestion. Le contraire a lieu dans la sensation du froid qui supprime la transpiration, et qui favorise

en même temps la secrétion des urines. Quelle que soit néanmoins
l'uniformité des sensations dans le premier cas, et leur différence
dans le second, ni dans l'un ni dans l'autre, cette uniformité n'est
parfaite. La sympathie consiste quelquefois en même temps dans
la similitude des sensations, et dans la transmission de ces sensations à plusieurs organes; c'est ainsi que les yeux, que les papilles
de la langue, qui éprouvent à-peu-près de même les causes semblables, se communiquent leurs impressions de telle manière, que
l'excitation de l'un de ces organes comprend en même temps tous
ceux du même genre. Cet ordre sympathique a pour objet de distinguer et de confondre, de diviser et de réunir toutes les fonctions, afin que chaque partie qui y concourt puisse y prendre part
d'une manière particulière, mais conforme à ce qu'exige l'opération dans son ensemble.

L'ordre des sympathies est tel dans le monde entier, que ce mode
de relation comprend toutes les opérations de l'univers; que ce qui
se passe au-dehors de nous est conforme à ce qui a lieu au-dedans;
qu'il s'agit toujours de la même marche, du même moyen, de la
même loi. Les différences sont, dans la nature comme dans nos
organes, relatives aux corps qui sont l'objet des sympathies, de
telle manière, que l'étude et la définition de quelques-unes de ces
opérations comprennent essentiellement les dispositions principales
de toutes les autres.

Les mouvemens qui se passent dans les corps inorganiques, les
révolutions dont ces corps sont l'objet, sont une répétition moins
exacte, et ce qui a rapport aux fonctions de la vie, une image plus
ressemblante de ce qui se passe dans toute la nature. Notre corps
a, comme le globe dont nous faisons partie, ses relations extérieures,
ses opérations intérieures, son atmosphère; comme lui, il se com-
pose de fluides invisibles et de fluides visibles, de solides et d'une
infinité de corps divers qui diffèrent sans cesse entre eux, dont les
forces offrent les variétés les plus grandes; dont les attributs semblent, en beaucoup de cas, tout-à-fait opposés; dont les mouve-

mens se lient et se provoquent de diverses manières. Par la même loi, on rend compte des opérations essentielles de la nature et de celles de notre machine ; on explique le commerce réciproque des forces diverses, physiques, organiques et animales, l'action des fluides et des solides, mutuellement, et celle des uns avec les autres. Les fluides invisibles et ceux que découvrent nos sens, semblent également, dans la nature, et au-dedans de nous, se confondre, pour former des fluides communs, qui contiennent les principes et servent à la production des autres fluides de ces deux genres, et même à celle des solides divers. Nos révolutions sont, comme celles de la nature, une suite du pouvoir qu'exerce un fluide extérieur sur les divers corps auxquels son action se communique, et qui décide de leur activité, comme le fluide solaire décide de celle des opérations de la terre. Un pouvoir incompréhensible, offrant des attributs qui semblent appartenir à l'être Tout-Puissant dont dépendent tous les pouvoirs, règne sur notre machine, comme Dieu règne sur l'univers. On rend compte enfin, par les lois qui régissent le monde, des fonctions de notre corps, comme on explique les révolutions de chacun de nos organes. Il semble que, dans ces cas divers, il ne s'agit toujours que du même mécanisme et d'opérations qui sont partout essentiellement semblables et continuellement variées. C'est une succession de mouvemens qui dépendent les uns des autres, une continuation de révolutions dont chacune est en même temps effet et cause. Quels que soient le nombre, l'étendue et l'importance des opérations de la vie, elles s'enchaînent de telle manière, et dépendent tellement des opérations de la nature, que l'absence seulement d'une matière qui fait partie de l'air suffit pour détruire tout-à-coup l'assemblage prodigieux des opérations de la vie organique (1) et

----

(1) Par vie organique, on entend les opérations de notre machine qui ont lieu sans que l'ame y prenne part ; et par vie animale, les opérations auxquelles l'ame préside. Ces deux vies sont étroitement liées ; la première est la cause de la seconde ; elles exercent l'une sur l'autre une influence très-

de la vie animale. C'est cette matière qui transmet au sang qui parcourt les poumons le pouvoir de mettre tout en mouvement dans nos organes, et la faculté de mettre chaque partie de notre corps dans le cas d'exécuter les opérations auxquelles elle est destinée, comme le principe solaire donne à toutes les parties de ce globe le pouvoir de parcourir les révolutions dont elles sont susceptibles.

Ce que nous venons de dire sur les mouvemens de l'univers, sur ceux de notre globe, sur les opérations de nos organes, et sur les influences auxquelles nous sommes soumis, démontre le besoin d'étudier, de considérer les sympathies sous des rapports généraux, et d'une manière philosophique, de comprendre sous le même point de vue les rapports très-multipliés qu'ont avec nous les divers

---

marquée. Chaque vie paraît résulter d'un principe particulier. Ces principes semblent se confondre, comme le font les couleurs dans la lumière, pour former un fluide commun qui comprend les causes de toutes les forces. De même que chaque corps agit à sa manière sur la lumière, de même aussi chaque système, chaque organe agit à sa manière sur le principe de nos forces, et trouve dans ce principe commun celui qui convient aux forces dont il est l'objet. C'est ainsi que les corps divers trouvent dans la lumière les principes des couleurs sous lesquelles ils se manifestent. Les relations les plus intimes d'une force sont celles qu'elle a avec les forces de la vie à laquelle elle appartient ; viennent ensuite les relations de cette force avec les forces de l'autre vie. Les rapports réciproques des forces des deux vies sont plus étroits que ceux de ces forces avec celles de toute la nature. Cependant les forces vitales correspondent avec les forces physiques comme elles le font entre elles, et nous sommes liés aussi activement, aussi étroitement au mouvement qui a lieu sur notre globe entre tous les corps, que chacune de nos fibres et des molécules qui entrent dans la formation de notre corps est liée au mouvement de notre machine. Tout nous porte à croire qu'il y a dans la nature un principe qui en détermine tous les mouvemens, comme le principe de nos forces est la cause de nos opérations, et que ce second principe est pour le premier ce qu'est pour lui-même le principe qui anime chaque organe, ou peut-être mieux, chacune de nos fibres, c'est à dire, une petite partie d'un grand tout.

corps qui nous environnent, et enfin, le besoin d'établir sur un principe commun tous les principes qui doivent servir de base à la théorie des sympathies, à celle des diverses révolutions que nous parcourons, ou dont nous sommes susceptibles pendant la santé, et à la théorie des divers états dans lesquels passent nos fonctions pendant les maladies.

Lorsque après avoir considéré les relations sympathiques comme opérations de toute la nature, nous cherchons à les étudier en particulier comme correspondances de nos organes, nous reconnaissons bientôt le besoin d'envisager ces opérations sous deux points de vue principaux, et de distinguer celles dont provient le principe qui donne lieu aux forces organiques et aux forces animales, de celles qu'exécutent ces forces. Ces deux points de vue, distincts sous quelques rapports, se confondent sous beaucoup d'autres; ils offrent l'empreinte de la nature, qui lie sans cesse toutes ses opérations.

Le principe des forces des deux vies est une conséquence du pouvoir des matières extérieures sur nos organes, du pouvoir de nos organes sur ces matières, de l'action réciproque des uns et des autres et du commerce qui a lieu entre les fluides et les solides ; lesquels tendent à se reproduire tour-à-tour. Le dégagement de ce principe et les forces qui en résultent, forment le premier point de vue dont nous venons de parler, tandis que l'action des forces entre elles forme le second. Ces deux points de vue comprennent toutes les opérations de l'économie vivante ; l'un a pour objet le rôle que joue chaque humeur, chaque système, chaque organe dans le dégagement du fluide dont proviennent les forces ; l'autre renferme les relations de ces forces, et leur manière d'agir réciproquement, et avec les forces physiques.

L'ordre qui règne sur nos fonctions est tel, que chacune d'elles a toutes les autres pour but, par le rôle qu'elle joue dans la production des fluides communs, et par le pouvoir qu'exercent les forces dont elle résulte, sur toutes les forces de la machine,

(15)

Cette correspondance s'opère de diverses manières ; mais je ne
m'attache dans cet article qu'à une seule, qui consiste dans l'influence qu'exercent les diverses opérations de la vie sur le dégagement du principe des forces. Deux systèmes jouent dans ce dégagement des rôles principaux ; l'un, qui est le système à sang
rouge, répand dans le corps une liqueur qui renferme les principes, qui résulte de toutes les autres, et dont les caractères varient
suivant la manière dont s'exécute chaque fonction ; le second comprend tous les nerfs. Le sang rouge fournit, pour ainsi dire, les
élémens du principe des forces, tandis que les nerfs répandent un
fluide qui détermine le caractère de ces forces pour l'une et l'autre
vie, en décidant des fonctions de chaque organe. Ces divers systèmes exercent une influence égale sur le principe des forces dans
l'état naturel ; ce qui n'a pas également lieu pour les forces accidentelles : celles-ci offrent des variétés relatives aux changemens
qui sont survenus dans le principe des forces naturelles, par son
union avec des principes étrangers (1). Le second point de vue dont
nous avons parlé, ayant pour objet le commerce réciproque des
forces, il s'agit de savoir la part que prennent à ce commerce les
divers humeurs et systèmes. Cherchons dans cette circonstance à
éclairer nos recherches par les lumières que nous fournit la physique sur les fluides électrique et magnétique, qui composent des
forces qui ont tant de rapports avec les forces vitales, et par ce
que nous démontre l'observation sur les sympathies de nos organes.
Il en est, sans doute, des forces de notre machine comme de celles
de toute la nature ; les unes et les autres se composent d'un pouvoir central et de deux courans. Ce pouvoir peut résulter dans la
nature de plusieurs fluides et de diverses opérations, comme le
démontrent les forces électriques et magnétiques. Il est en nous,
dans l'ordre naturel, d'abord un effet du commerce des deux sexes,

---

(1) Je nomme ainsi tous les fluides qui ne sont pas le produit d'une action
régulière des organes, et qui n'ont point été mis par ce moyen en rapport
avec les solides sur lesquels ils agissent.

ensuite le résultat des relations qui se passent entre les germes et les organes génitaux qui les renferment ; il est enfin un effet de nos rapports avec les matières extérieures, et des rapports de nos organes entre eux. Ces pouvoirs, qui varient suivant l'espèce des corps, se composent de deux courans, dont l'un est entrant, l'autre sortant : le courant entrant suppose une action centripète, c'est-à-dire, l'influence qu'éprouve un corps de la part de ceux qui lui sont extérieurs par les rayons qu'il en reçoit ; le courant sortant suppose l'action centrifuge, ou l'influence qu'exerce un corps par les rayons qu'il lance. Les forces entrent en relation, quand leurs fluides, unis par une sorte d'affinité, s'attirent mutuellement ; elles n'agissent point les unes sur les autres quand ces rapports n'ont pas lieu. Toutes les parties du monde, tous les corps qui appartiennent à notre globe, nos organes et toutes les parties qui concourent à notre formation, sont liés par un commerce de ce genre. Les forces naturelles sont un effet de la structure des corps ; les forces accidentelles sont dépendantes de beaucoup d'événemens qui peuvent les faire varier à l'infini. Une des questions intéressantes qui se présente sous ce rapport, c'est de déterminer le rôle que peuvent jouer les nerfs dans l'action réciproque des forces. Si nous prenons pour base de nos raisonnemens sur ce sujet les connaissances que nous empruntons de la physique, relativement aux forces électriques et magnétiques, nous dirons que les forces vitales devant correspondre, comme celles de toute la nature, par les courans qu'elles se lancent réciproquement, les nerfs sont aussi inutiles que les conducteurs à leur action réciproque, tandis que les conducteurs et les nerfs sont des moyens qui concourent à l'établissement des forces, en chargeant les corps qui sont susceptibles de l'être par les fluides qu'ils transmettent. Si nous consultons la marche des sympathies, surtout dans l'état de maladie, nous voyons que les relations de nos organes ne se passent point toujours suivant la direction des cordons nerveux ; qu'au contraire, la plupart du temps, elles ont lieu entre des parties qui ne sont unies directement par aucun nerf. De ces divers faits, nous semblons pouvoir conclure que les artères et les nerfs jouent les rôles les plus importans des sympathies pendant la santé ; les artères, en fournissant un principe qui est la base de celui dont proviennent les forces ; les nerfs, en répandant un fluide qui détermine le caractère de ces forces ; mais que, dans l'état de maladie, les nerfs ont souvent peu de part aux forces accidentelles, et que, dans tous les cas, les forces diverses peuvent correspondre entre elles sans moyens intermédiaires, lorsque leurs fluides sont en rapport et qu'elles se lancent réciproquement des rayons.

Le fluide que répandent les nerfs s'unit à ceux qui se dégagent dans chaque organe, pour donner lieu au principe des forces naturelles, tandis que les forces accidentelles sont, en partie, produites par des principes hétérogènes provenant du dehors ou produits en nous; lesquels, unis à ceux que fournit chaque organe, composent des forces infiniment variées, toujours contradictoires à celles qui appartiennent à l'ordre naturel, et dont résulte le trouble de la santé.

Les forces diverses de l'économie proviennent sans doute d'un grand nombre d'espèces de fluides qui se réunissent en deux espèces principales, savoir : le principe organique et le principe animal. Ces deux fluides essentiels se confondent vraisemblablement pour former un principe commun qui est la base de toutes les forces : celles-ci suivent la même marche, c'est-à-dire, qu'elles se concentrent continuellement pour se réunir en deux forces principales, dont l'une a son siége dans le cerveau, et l'autre dans la région du diaphragme : cette dernière paraît même être le centre commun de toutes les autres ; elle tient chacune de celles-ci sous sa domination, et se trouve sous l'influence des forces de la vie organique et de la vie animale. Cette marche sympathique dans la correspondance des forces est une répétition de ce qui a lieu dans toute la nature ; chaque organe, comme chaque astre, est l'objet d'une force principale, qui se divise de la même manière que la force commune de toute la machine, en un nombre infini de forces qui diffèrent sans cesse entre elles, et qui ne sont pas, rigoureusement parlant, deux instans semblables.

Les forces diverses de notre machine sont soumises aux mêmes lois, et correspondent entre elles de la même manière que les forces diverses de la nature ; le mécanisme qui en résulte a plus de rapport qu'on ne le pense, d'abord au mécanisme du monde entier, à celui du globe dont nous faisons partie, et à celui de tous les corps.

Pour se convaincre que les forces animales et les forces organiques correspondent entre elles sans le concours des nerfs, il suffit de remarquer ce qui se passe pendant le cours de la vie. Les maladies les plus différentes résultent souvent des mêmes causes, et ont lieu dans la même circonstance ; les lésions les plus opposées et les plus indéterminées peuvent survenir indistinctement dans tous les organes, quoique leurs causes soient les mêmes ; le froid, l'humidité des pieds, peuvent causer des maladies inflammatoires dans toutes les parties du corps ; les sensations vives et douloureuses de toutes les extrémités se font sentir à l'épigastre ; enfin, les organes qui semblent ne recevoir aucun nerf, deviennent susceptibles des plus vives douleurs, tandis que d'autres qui en présentent une grande quantité, comme le foie, peuvent éprouver les affections les plus graves sans aucune souffrance. Comment expliquer ces divers résultats, si on admet que les nerfs sont des moyens indispensables aux relations sympathiques, et si on pense que ce mode de correspondance est entretenu par ces cordons ? Cette explication devient facile et paraît satisfaisante, par le moyen de la loi générale que nous avons dit présider aux opérations et aux sympathies de toute la nature et de tous les corps. Les forces sympathisent toutes les fois que leurs fluides sont unis par l'affinité, toutes les fois que les courans qu'elles se lancent passent des unes aux autres. L'état de lésion pour les organes, celui de trouble pour le principe des forces, et l'exaltation des forces à des degrés à-peu-près égaux, semblent être les conditions principales qui mettent les forces en rapport ; ainsi, par exemple, je suppose que le froid et l'humidité affectent une partie de la peau, qu'arrive-t-il alors ? La force de la partie affectée entre en relation avec les forces qui sont les plus exaltées et les plus éloignées de leur type naturel ; les courans que lance la force de

la partie du derme qui est l'objet du premier trouble se dirigent
sur les organes malades, sur ceux qui sont le plus disposés à le deve-
nir, et sur la région précordiale ou diaphragmatique, parce que celle-
ci est le centre commun de toutes les forces de l'économie; la force
qui éprouve l'action de celle de la peau qui est l'objet du premier
trouble, est développée par les irradiations de cette dernière, et
l'effet qui en résulte consiste dans une disposition inflammatoire,
l'ophtalmie, le rhume, l'esquinancie, les fluxions de la tête, de la
bouche et des oreilles, celles du cou, de la poitrine et du ventre,
les affections rhumatismales; les fièvres, enfin, qui accompagnent
si souvent les troubles de la peau, dépendent de la même cause,
c'est-à dire, de la marche sympathique dont nous parlons. Certai-
nement il est impossible de rendre compte de tant de maladies dont
la cause est la même et le siége si différent, par la direction et par
l'action des nerfs, tandis que la même loi nous met à portée de les
expliquer, de même que les vives sensations qu'on ressent à l'épigastre
lorsque les sens ou d'autres organes sont trop vivement frappés,
et de rendre compte d'une foule d'autres correspondances sympathiques. Ainsi, par exemple, nous concevons comment les vésicatoires, les sétons, les épispastiques concourent en quelques cas à
la guérison des affections chroniques et catarrhales, et en d'autres
cas, à celles des affections adynamiques. Toute excitation élève les
forces de parties excitées, étend les relations de ces forces, les met
dans le cas d'agir sur celles avec lesquelles elles entrent en rapport, et de porter dans la machine des principes excitans. La correspondance qui s'établit entre les parties nouvellement excitées et
les organes qui se trouvent affectés de lésions chroniques, devient
un moyen de guérison pour les organes, si leurs tissus sont peu
altérés, si aucune cause locale, si aucun vice des humeurs n'entretient le mal. Cette correspondance augmente les affections éloignées, quand il y a turgescence sanguine ou pléthore, quand une
cause permanente et locale les entretient. Les vésicatoires et tous
les excitans de ce genre sont favorables contre les maladies adyna-

miques, parce qu'ils élèvent les forces de l'organe sur lequel ils agissent, et mettent ces forces dans le cas d'introduire des principes excitans qui vont réveiller les autres forces de l'économie. C'est par cette introduction que le sang paraît acquérir les dispositions qu'il offre dans les maladies inflammatoires, toutes les fois que l'irritation est vive et long-temps continuée.

Les forces organiques et les forces animales agissent réciproquement les unes sur les autres; elles tendent à se soutenir et à s'exhausser par les fluides qu'elles se communiquent; mais au lieu de se conserver, elles se détruisent quand leur action est immodérée. Un spasme trop grand, effet de l'action trop vive des forces dont résulte la contractilité, est quelquefois le principe de la mort, en s'opposant à la liberté du commerce des fluides et des solides; liberté dont dépendent les forces qui entretiennent la vie.

Dans l'économie vivante, comme dans la nature, les corps et les divers tissus peuvent être en même temps l'objet de plusieurs forces. Les forces de la vie organique et celles de la vie animale règnent souvent à-la-fois sur le même tissu; cependant elles n'existent pas toujours dans des proportions égales : il arrive quelquefois que les forces motrices sont considérables, quoique celles dont résulte la nutrition le soient peu. Les forces animales sont troublées en quelque cas, d'une manière fort remarquable, tandis que les forces organiques ne semblent point altérées. Un grand nombre de causes peut donner lieu à ces irradiations : les plus fréquentes ont leur siége dans l'appareil glandulo-muqueux, et résultent tantôt de l'irritation que répandent les principes qui proviennent des liqueurs muqueuses, et surtout de la bile et du sperme; tantôt de l'action immodérée des forces des membranes muqueuses, et particulièrement de celles de la surface interne des intestins et de l'estomac sur le centre épigastrique et sur le centre cérébral. Très-souvent le trouble des deux vies résulte de ces deux causes en même temps.

Les forces organiques et les forces animales correspondent, non-seulement entre elles, mais encore avec les forces diverses de la nature.

Cet ordre sympathique est tel, qu'il unit tous les corps entre eux, et les met dans un état de dépendance réciproque. Chaque corps, chaque organe, communique à sa manière avec les forces qui lui sont extérieures ; cette correspondance varie à l'infini, suivant l'espèce des corps et suivant les organes ; elle varie en raison de toutes les phases que parcourent les forces vitales et celles qui agissent sur nous. Plus nos forces sont vives, plus elles sont éloignées de leur type naturel, et plus aussi nous ressentons fortement les influences extérieures. C'est pour cette raison que les personnes d'un tempérament nerveux, que celles qui sont affectées de névrose, et que les organes souffrans éprouvent plus vivement l'influence des forces physiques que ceux qui sont dans un état modéré, et qui jouissent d'une santé régulière, comme on le remarque à l'approche de l'orage quand la foudre gronde ; toutes les fois enfin que les phénomènes électriques troublent l'atmosphère. Nos relations extérieures sont faibles quand nos forces sont affaiblies ; elles sont fortes, et souvent immodérées, quand nos forces sont dans de semblables dispositions ; tout est relatif dans cette correspondance sympathique à l'état où nous nous trouvons.

Après avoir jeté un coup-d'œil sur les causes les plus générales des sympathies, arrêtons-nous un instant sur une autre espèce de relations de ce genre. Jusqu'à présent il s'est agi d'une sorte d'affinité entre les principes des forces ; et c'est dans cette affinité que nous avons fait consister la cause essentielle des sympathies. Mais un autre mode d'opérations, qu'on peut comprendre dans le genre de celles-ci, doit fixer notre attention. L'affaiblissement des forces de la peau devient souvent le principe de l'exaltation des forces des organes internes ; comment cela peut-il avoir lieu ? Le voici : le sang afflue d'autant plus dans un organe, que cet organe est plus irritable et plus irrité. Or, si on diminue les forces du derme, cette membrane devient moins irritable, et le sang cesse d'y affluer en aussi grande quantité. Cette liqueur reflue dans les viscères, dont la chaleur habituelle et dont la faiblesse des vaisseaux favorise l'engorgement et la pléthore. Cette affection consécutive offre un caractère tout-à-fait opposé à celle dont elle résulte, et une cause d'adynamie devient une cause d'inflammation, ou tend à produire des lésions qui ont du rapport à la diathèse inflammatoire. La surabondance du sang dans les viscères est une source féconde de désordres, vu la nature des fonctions et des rôles que jouent ces organes sur toute la machine. Les forces intérieures, d'abord exaltées par l'état de pléthore, agissent d'une manière défavorable sur celles avec lesquelles elles correspondent ; les liqueurs glanduleuses changent de nature ; elles deviennent plus abondantes et plus irritantes ; la sensibilité des membranes qui en éprouvent l'action est plus vive, et l'influence immodérée de leurs forces augmente souvent l'agitation, au point de donner lieu à la fièvre et à diverses maladies. Les organes de la digestion prennent part à ce trouble d'une manière plus vive encore que les autres viscères, par suite de leurs fonctions, et parce qu'ils sont le réceptacle de divers fluides muqueux, dont le changement de propriété est une cause nouvelle qui tend à augmenter le trouble qui existe déjà. La bile surtout prend une part active à ces lésions, par suite du mode particulier de circulation du système de la veine - porte. L'accroissement des forces de l'abdomen provoque de plus en plus l'affluence du sang dans cette région, et cette affluence tend constamment à augmenter le mal dont elle résulte. Le foie, gorgé de sang veineux, verse en plus grande quantité une bile qui est plus excitante ; la tunique muqueuse des intestins, déjà plus sensible, le devient plus encore, et le mal va en augmentant, en raison de la constitution, des dispositions et de la quantité du sang, et des causes diverses qui peuvent concourir à troubler les forces des deux vies. Le sujet affecté de maladie de ce genre est-il faible, le lieu qu'il habite est-il humide, les affections catarrhales, les fièvres intermittentes simples, les fièvres muqueuses en seront la suite. Le sujet est-il fort, le lieu où il vit est-il chaud, les affections bilieuses et ataxiques, les phlegmasies pectorales ont

lieu. La constitution est-elle nerveuse, les névroses dépendent souvent de la même cause. Ces maladies, qu'on nomme fort mal-à-pro-
pos *adynamiques*, résultent toutes de l'action immodérée des forces
intérieures, et surtout de celles des organes muqueux abdominaux ;
leurs variétés sont une conséquence des divers degrés d'exaltation
et des divers types d'altération dont sont susceptibles les forces et
les viscères du ventre. Les affections vermineuses, qui sont une suite
de ces premiers troubles, viennent souvent compliquer, entretenir
ou changer le caractère des maladies de ce genre : l'ordre naturel
des correspondances sympathiques est même la cause qui favorise le
plus l'accroissement et la communication de ces désordres.

La nature marche à son but, en exaltant les forces des organes
intérieurs ; elle met ces forces dans le cas de donner lieu aux révolutions fébriles, dont l'objet est de répandre des principes qui
excitent tous les systèmes, toute la machine, et de rétablir les forces
des organes éloignés, et surtout celles des capillaires cutanés. C'est
lorsque la nature est parvenue à ce but, que les crises favorables
ont ordinairement lieu ; le mal cesse quand l'équilibre est rétabli
entre les forces du derme et celles de l'appareil muqueux. Les vaisseaux exhalans de la peau s'ouvrent alors pour rejeter les matières
que les forces intérieures y ont poussées, afin de les exciter à
reprendre leurs fonctions.

Ces dispositions opposées entre la peau et les organes muqueux
sont d'autant plus remarquables, que les lésions les plus fréquentes
du derme consistent dans l'affaiblissement, tandis que celles des membranes muqueuses ont pour objet l'exaltation des forces. La première
de ces affections est très-souvent cause de la seconde, en rompant l'é-
quilibre entre les appareils internes et les appareils extérieurs, équilibre
dont dépend la santé. Les jugemens qu'on porte de ces maladies sont
ordinairement basés sur leurs causes premières, et deviennent d'autant
plus funestes, qu'ils dirigent leur traitement. L'examen des divers états
où passe l'appareil muqueux en démontre aisément l'erreur à celui
qui, sans prévention, cherche à connaître la vérité en raisonnant

sur les symptômes qui caractérisent les affections de ce genre. Les efforts que fait la nature pour rétablir l'action de l'appareil cutané deviennent quelquefois si considérables, qu'ils sont suivis d'un état de prostration, dont les signes disparaissent en partie quand les exacerbations recommencent. Cet état se continue en quelques cas, et donne aux maladies un véritable type adynamique. La mort même en résulte souvent dans les fièvres rémittentes, et dans celles qui ont d'abord commencé par les signes bilieux, ou par les signes ataxiques, et qui se sont prononcées d'une manière incendiaire.

La multitude des maladies qui résultent de l'affaiblissement du derme est une suite des divers degrés d'intensité et des divers types d'altération dont sont susceptibles les forces et les organes profonds. Leur caractère essentiel est néanmoins toujours le même, c'est-à-dire qu'elles consistent dans l'irradiation des forces de ces appareils ; irradiation dans laquelle les liqueurs glanduleuses et tout l'appareil muqueux jouent un grand rôle.

Ce que nous venons de dire sur les sympathies suffit peut-être pour remplir le but que nous nous sommes proposé en commençant cette dissertation ; savoir : de démontrer le besoin de considérer ces relations sous des rapports généraux et philosophiques, si on veut rendre la connaissance de cette partie importante des opérations de la nature utile à la médecine, en la mettant en rapport avec la physique, science qui doit être la base de toutes les autres (1).

---

(1) Les développemens dont cette matière est susceptible sont si étendus et si importans, que nous avons cru devoir en faire le sujet d'un ouvrage plus considérable, dont le manuscrit sera incessamment livré à l'impression : le jugement qu'en ont porté divers hommes de lettres, et particulièrement le Professeur *Alibert*, nous encouragera à le publier bientôt.